CONNAÎTRE LE MÉDICAMENT

Tome 1

Ce que le médicament devient dans le corps humain

Conséquences en matière de soins

Amine UMLIL

Du même auteur

Le Spectre de l'Isotèle. Éditions Les 2 Encres, mai 2013

Médicament : recadrage. Sans ton pharmacien, t'es mort ! Éditions Les 2 Encres, septembre 2013

L'esprit du football : principes fondamentaux. Éditions BoD, février 2016

Ce que le médicament devient dans le corps humain
Conséquences en matière de soins

© 2016, Amine UMLIL
Éditeur :
BoD – Books on Demand,
12/14 rond-point des Champs Élysées
75008 Paris, France
Impression :
BoD – Books on Demand, Norderstedt, Allemagne

ISBN : 9782322094585
Dépôt légal : juin 2016

À toute personne souhaitant comprendre ce qui se cache derrière le médicament.

Accéder à une information complexe aide à poser les bonnes questions.

Comment arriver à un compromis qui permette au public d'accéder à une information complexe sans en dénaturer le sens ?

Telle est la finalité ultime recherchée par cette démarche.

Cette collection *« Connaître le médicament »* tente de clarifier la zone d'interface qui sépare tout patient potentiel, ou ses proches, des professionnels de santé.

L'objectif est de livrer à chacun les outils nécessaires susceptibles d'établir une réelle communication entre les différents acteurs. L'ambition est d'ordre pédagogique.

Le voici enfin face à sa destinée.

Quel est le devenir du médicament dans le corps humain ?

Quel sort l'organisme humain réserve-t-il à ce médicament ?

Quelle trajectoire le médicament emprunte-t-il avant d'atteindre sa cible et avant de produire son effet ?

Une douleur au bout du doigt est apaisée par un médicament pris par la bouche. Comment expliquer ce fait ?

Pour répondre à ces questions, il est nécessaire d'expliquer quelques notions fondamentales avec des mots simples.

Le médicament se présente devant cette étrange créature. Il est censé la guérir de ses maux. Il est chargé de soigner son créateur : l'Homme. Mais, l'existence du créé précède parfois celle de son créateur.

En réalité, les origines du médicament sont diverses. Il peut provenir du règne animal ou du monde végétal. Au contact de la nature, l'Homme a cependant appris. Désormais, il sait imiter son environnement et en extraire ce qui lui semble utile. Parfois, l'Homme sait donner naissance à une substance par synthèse chimique. Il fabrique le médicament sur mesure. Enfin, c'est ce qu'il croit.

L'Homme cherche donc son médicament. Il le trouve, l'identifie, l'étudie et le sélectionne parmi d'autres candidats. Il lui donne une forme, un aspect, pour qu'il puisse exister et être visible de tous. Ensuite, et sous surveillance, il l'autorise à circuler. Le médicament peut alors accomplir sa mission.

Né finalement sur une paillasse après une gestation de plusieurs années, le produit élu appartient à la famille des médicaments. Cette dynastie comprend diverses classes. A leur tour, ces classes se divisent en plusieurs types ; lesquels se subdivisent encore. Son arbre généalogique comporte plusieurs branches et évolue en permanence. L'Homme finirait même par s'y perdre.

A dire vrai, l'Homme n'aime pas beaucoup le médicament. En le regardant, il aperçoit sa faiblesse, ses failles et sa souffrance. Il réalise que sa puissance est éphémère. Il le repousse d'autant plus qu'il éprouve quelques difficultés à le maîtriser complètement. Il peine à encadrer ses effets nuisibles. Mais, il a malgré tout besoin de lui. Il sait qu'il peut lui être bénéfique dans certaines situations.

Le médicament est condamné à travailler dans un milieu hostile. L'organisme humain l'appréhende comme un étranger. Le corps humain tente de se défendre notamment via son système immunitaire.

Ce n'est qu'une fois habillé que le médicament se présente devant le corps humain.

L'habillage du médicament

Un médicament ne peut se fabriquer, et prendre forme, sans deux éléments indispensables.

Un principe actif : la partie active du médicament

Le premier élément indispensable est le principe actif. C'est le médicament à proprement parler. C'est lui qui donne au médicament son vrai nom. Ce dernier ne change pas en fonction du pays. Ce nom est la dénomination commune internationale (D.C.I.). C'est la partie active du médicament. Elle correspond au squelette du médicament. C'est ce squelette qui permet d'établir une classification des médicaments. Et, c'est cette structure chimique qui conditionne l'activité et l'avenir du médicament dans le corps humain. Le médicament est comme un robot préalablement programmé et prédisposé à rencontrer telle ou telle entité de l'organisme.

Mais, l'Homme s'amuse à attribuer à chaque D.C.I. un nom commercial qui peut varier d'un pays à l'autre. Ce qui génère une certaine confusion.

Il est quasiment impossible de fabriquer un médicament avec cette seule partie active. Nu, ce principe actif peut être vulnérable à l'extérieur comme à l'intérieur de l'organisme humain. Par exemple, il peut être sensible à la lumière, à la chaleur, à l'humidité. Il peut se détruire au contact du milieu gastrique, c'est-à-dire celui de l'estomac. Sans protection, sans habillage, ce principe actif peut perdre son efficacité voire se transformer en un produit toxique. Nu, ce principe actif peut également effrayer le patient. Son odeur et son goût peuvent être désagréables.

Pour protéger ce principe actif tout en améliorant son acceptabilité, le fabricant fait appel à un deuxième élément.

Des excipients : un rôle d'auxiliaire, d'habillage et d'enrobage

Ce deuxième élément est représenté par les excipients. Ces derniers sont les auxiliaires du principe actif. Ils jouent le rôle de vecteur. Ils sont adaptés au squelette du médicament et à ses différentes ramifications. Ils sont choisis en fonction des caractéristiques physiques et chimiques du principe actif. Ils contribuent à la stabilité du médicament, à son profil biopharmaceutique, à son aspect et à son acceptabilité. Ils facilitent sa fabrication. Le meilleur excipient est celui qui est dénué de toute activité. Mais trouver cet excipient inerte est parfois une tâche difficile. Aussi, certains excipients produisent-ils des effets notoires potentiellement nocifs.

La conjugaison de ces deux éléments rend le médicament visible et présentable dans une forme pharmaceutique.

La forme pharmaceutique : mariage du principe actif et des excipients

L'association, selon l'art, d'un principe actif à des excipients adaptés donne naissance à une forme pharmaceutique. La liste de ces formes pharmaceutiques est longue. Citons par exemple le comprimé, la gélule, le sirop, le collyre, la pommade, la crème, le patch, le suppositoire, la capsule, l'ampoule, la seringue pré-remplie, etc.

Une forme pharmaceutique est une sorte de robe qui habille le médicament. C'est donc une fois habillé, et maquillé, que le médicament peut avoir accès au corps humain.

La forme pharmaceutique : un moyen d'accès du médicament au corps humain

Dans l'organisme humain, le médicament peut s'introduire de différentes façons en empruntant plusieurs portes d'entrée.

Ces portes d'entrée sont notamment la bouche, le nez, l'oreille, l'œil, l'anus, le vagin, la peau, la veine, etc. Elles correspondent aux voies d'administration du médicament : voies orale, nasale, auriculaire, ophtalmique, rectale, vaginale, cutanée, veineuse, injectable, etc.

Le fabricant du médicament a su faire preuve d'innovation. Cela relève de la technologie. Il exploite les interfaces existantes qui séparent l'intérieur de l'organisme du milieu extérieur. Il utilise les orifices et les surfaces disponibles du corps humain. À défaut, la brèche est créée par un geste invasif tel que celui de la piqûre.

Le médicament se présente différemment selon la voie d'administration. Le comprimé ne s'administre pas par la veine. Le suppositoire ne s'introduit pas par la bouche. Le suppositoire s'administre par voie rectale.

Une astuce : comment administrer un suppositoire ?

Il y a lieu de soulever une question subsidiaire : comment administrer un suppositoire ? Quelle partie présenter en premier à l'anus : le bout arrondi ou la partie aplatie ?

C'est cette dernière qui pénètre en premier : d'abord la partie plate. Ensuite, le bout pointu suit le mouvement.

Une autre couverture de protection

La forme pharmaceutique, elle-même, est protégée par un autre emballage tel que le blister du comprimé, le flacon des gouttes, le tube de la pommade, etc. La date de péremption affichée dépend de ce conditionnement notamment.

Cette couverture ne doit être ôtée qu'au moment de l'emploi du médicament. Le blister, par exemple, doit être enlevé juste avant la prise du comprimé.

Une fois le médicament administré via ces formes pharmaceutiques, l'aventure intérieure peut commencer.

La libération du médicament

Cette aventure intérieure varie selon le but poursuivi. Le chemin diffère selon la voie d'administration. Prenons l'exemple d'un comprimé ou d'une gélule.

Une fois avalé, le comprimé doit libérer le principe actif, c'est-à-dire la partie active du médicament.

Libération du principe actif : une vitesse variable

Le médicament actif doit se séparer de sa forme pharmaceutique, de sa robe. Le principe actif doit s'échapper du comprimé. Mais, cette robe est-elle disposée à le libérer pour le délivrer au corps humain ? L'on mesure ici la disponibilité biologique : c'est l'aptitude de la forme pharmaceutique, ici le comprimé, à délivrer le principe actif à l'organisme.

Deux formes pharmaceutiques différentes, un comprimé et une gélule par exemple, renfermant la même quantité de principe actif peuvent avoir des disponibilités biologiques différentes et produire ainsi des effets thérapeutiques différents.

La libération du principe actif peut s'effectuer plus ou moins rapidement.

Forme pharmaceutique à libération immédiate

Classiquement, une forme pharmaceutique simple libère le principe actif de façon immédiate. La totalité de la dose est délivrée rapidement, de façon instantanée.

Mais, il existe des formes à libération modifiée.

Forme pharmaceutique à libération modifiée, prolongée

Une forme pharmaceutique à libération prolongée est souvent repérable par les deux lettres *« LP »*. Cette forme *LP* est aussi dite retard. Avec cette forme, la délivrance du médicament s'opère de façon prolongée avec des vitesses bien déterminées et calibrées. Ces formes *LP* sont le siège d'une haute technologie. Le fruit de cette technicité est invisible à l'œil nu.

Par exemple, l'œil ne perçoit qu'un comprimé ordinaire. Alors qu'en réalité, la fabrication de ce dernier est telle que le médicament se libère avec une vitesse, une cinétique, bien précise. Différents procédés existent et permettent de réaliser de telles prouesses technologiques. Par exemple, ils permettent de fabriquer un comprimé contenant plusieurs couches. Chacune de ces couches renferme une dose donnée du médicament. L'œil, lui, ne voit qu'une seule couche de poudre compactée. C'est comme si ce comprimé *LP* renfermait plusieurs comprimés simples.

Il existe des gélules *LP* et même des injections retard.

Ces formes *LP* libèrent lentement le médicament. L'un des principaux avantages de ces formes est la diminution du nombre de prises ou d'injections.

Forme pharmaceutique résistante à l'estomac

De façon similaire, prenons un autre exemple. Une gélule peut être enrobée d'une façon qui lui permet de libérer le principe actif en un lieu précis du tube digestif : l'intestin. Parfois, c'est le contenu même de la gélule, habituellement une poudre, qui est traité à cette fin.

Cet enrobage assure un rôle de protection. Lorsqu'un médicament est détruit dans l'estomac, alors cet habillage lui permet de franchir, sans souci, cet organe. Cette gélule, dite gastro-résistante, permet au médicament d'arriver intact dans l'intestin.

Le danger des formes pharmaceutiques à libération modifiée, prolongée

Une fois administrée, une forme pharmaceutique *LP* produit son effet jusqu'à épuisement de toute la dose prévue. À moins de disposer d'un antidote, il paraît difficile d'arrêter l'effet du médicament. Cet effet, qu'il soit thérapeutique ou indésirable, peut durer quelques heures voire quelques semaines.

De même, écraser un comprimé *LP* peut s'avérer dangereux voire fatal. Car, un tel geste revient à casser la matrice et le système de programmation gérant la délivrance progressive du produit. La dose prévue pour un temps relativement long se trouve brusquement et totalement libérée. Le risque de surdosage est sérieux.

Par ailleurs, broyer une forme pharmaceutique gastro-résistante conduit à la destruction de l'enrobage protecteur du médicament. Ce dernier est alors neutralisé dans l'estomac. Le traitement devient inefficace.

Dénaturation d'une forme pharmaceutique : inefficacité ou effets indésirables graves voire mortels

Certains patients, notamment âgés, éprouvent des difficultés à avaler un comprimé, une gélule, etc., par exemple. Et avant un certain âge, certaines formes sont contre-indiquées chez l'enfant.

L'absence d'une forme pharmaceutique adaptée à tel ou tel patient ne devrait pas générer des pratiques aveugles consistant à écraser ce comprimé, à ouvrir cette gélule, etc. sans réflexion préalable.

Car, dénaturer, détruire, une forme pharmaceutique revient à modifier le trajet du médicament dans l'organisme. En pareilles circonstances, on ne maîtrise plus le médicament. Un tel mésusage peut provoquer soit une inefficacité du traitement soit des effets indésirables pouvant être graves voire mortels.

L'écrasement du comprimé ou l'ouverture de la gélule met à nu le principe actif. Ce dernier n'est plus protégé. De plus, il peut provoquer des ulcérations, des nécroses et des perforations au niveau du tube digestif.

Cette règle est générale et concerne toute forme pharmaceutique.

Lorsqu'un patient est incapable d'avaler un comprimé ou une gélule, il est conseillé de chercher une autre forme pharmaceutique ou un autre médicament s'ils existent. À défaut, seule une connaissance profonde du médicament et de son procédé de fabrication permet, éventuellement, de trouver une solution au cas par cas.

De même, mâcher un comprimé revient à le broyer. Les risques sont donc les mêmes.

Par ailleurs, la personne qui écrase le comprimé, qui ouvre la gélule, n'est pas à l'abri des particules de ces médicaments. La contamination se fait par contact cutané ou par inhalation. Ces particules peuvent être nocives, cancérigènes ou tératogènes. Un produit tératogène provoque des malformations chez l'enfant à naître.

Une fois libéré de sa forme pharmaceutique, le principe actif suit quatre phases principales.

Phase d'absorption

L'arrivée du médicament dans le compartiment sanguin

Cette première phase explique notamment pourquoi un médicament n'est pas efficace immédiatement. Un temps s'écoule, en effet, entre la prise d'un comprimé et le début du soulagement de la douleur par exemple. La rapidité d'action varie selon la forme pharmaceutique.

Une fois le principe actif libéré de sa forme pharmaceutique, une fois séparé du comprimé par exemple, le corps humain est disposé à l'absorber.

Il ne faut pas confondre l'absorption avec l'étape précédente d'administration.

L'absorption veut dire que ce médicament peut désormais franchir certaines barrières physiologiques et accéder ainsi, après un premier passage par le foie, au compartiment tant convoité : le compartiment sanguin.

Le médicament doit passer d'une rive à l'autre. Ce passage transmembranaire est réglementé. Les règles suivies sont dictées par la physiologie du corps humain d'une part, et par la structure chimique du médicament d'autre part.

Les barrières à traverser dépendent de la porte d'entrée empruntée par le médicament. La traversée de ces membranes cellulaires se fait selon différents mécanismes complexes. Certains sont actifs et consomment de l'énergie. D'autres se déroulent de façon passive. Des transporteurs peuvent être sollicités. Ces derniers sont des protéines qui, parfois, deviennent l'objet d'une compétition. La vitesse de passage varie selon le mode de traversée utilisée.

Un médicament soluble dans l'eau, dit hydrosoluble, n'aura pas le même comportement qu'un produit soluble dans l'huile, appelé liposoluble. La taille du médicament est également déterminante.

Le milieu, dans lequel se trouve le médicament, a une influence sur cette phase. L'estomac n'est pas l'intestin. Pour certains médicaments, le passage dans le sang se fait préférentiellement au niveau de l'estomac. D'autres attendent d'arriver dans l'intestin avant de tenter leur chance. Cette sélection fait intervenir le degré d'acidité du milieu. L'estomac étant plus acide.

De façon générale, pour un comprimé par exemple, le médicament disparaît du tube digestif de façon proportionnelle à son apparition dans le niveau sanguin. La quantité du médicament qui traverse la barrière digestive par unité de temps dépend de plusieurs facteurs tels que la surface, l'épaisseur ou la perméabilité de cette membrane ou encore l'affinité du médicament pour les milieux riches en graisses.

Il arrive un moment où la concentration du médicament dans le sang atteint sa valeur maximale. Puis, elle commence à décroître.

Ce passage du tube digestif au compartiment sanguin nécessite donc un certain temps.

La voie d'administration orale, par la bouche, est la plus ancienne et la plus physiologique. De nombreux médicaments sont administrés par cette voie. La traversée de la barrière digestive se fait tout au long du tube digestif durant le temps du transit : la bouche, l'estomac, l'intestin. Dans ce milieu, le médicament croise d'autres agents : des aliments, d'autres médicaments peut-être, des bactéries, des enzymes, etc. Ce qui ne met pas le médicament à l'abri de quelques incompatibilités à l'origine d'une modification de l'efficacité de ce médicament.

Certains médicaments sont mis sous la langue. Cette région est bien vascularisée. Elle permet à une partie du médicament d'éviter ces désagréments du tube digestif. Par cette voie, l'effet est plus rapide.

Par voie rectale, le médicament accède au compartiment sanguin par l'intermédiaire des veines hémorroïdaires notamment.

Des incompatibilités dans le tube digestif : une possible perte d'efficacité du médicament

Certains antibiotiques, par exemple, précipitent au contact de certains aliments. Ensemble, ils forment un complexe qui s'élimine par les selles. L'antibiotique, piégé, ne passe pas dans le sang et ne produit pas l'effet thérapeutique attendu.

Cet exemple permet de comprendre pourquoi il est parfois recommandé d'espacer les prises entre un médicament et certains aliments, voire entre tel ou tel médicament.

A condition d'agir à temps, ce principe est parfois utilisé pour freiner le passage de certains médicaments dans le sang ; et notamment dans certaines intoxications médicamenteuses volontaires ou non.

La phase d'absorption shuntée par certaines formes pharmaceutiques

Certaines formes pharmaceutiques déposent le médicament directement dans le compartiment sanguin. Elles épargnent au médicament cette traversée des barrières physiologiques. La voie veineuse est un exemple concret qui permet d'atteindre ce but. Cela explique l'effet rapide de l'injection intraveineuse. Son utilité est visible dans des situations d'urgence vitale notamment.

On dit alors que la voie veineuse a une biodisponibilité de 100% puisque la dose administrée par cette voie ne subit pas les pertes dues au franchissement des différents obstacles.

La biodisponibilité : notion et conséquences pratiques en matière de soins

Cette notion est importante.

La biodisponibilité est la quantité de médicament qui parvient dans la circulation générale, c'est-à-dire dans le sang, et la vitesse avec laquelle elle l'atteint.

Il y a une notion de vitesse d'arrivée dans le sang.

La voie intraveineuse, elle, possède une biodisponibilité de 100% puisque le médicament est directement déposé dans le torrent circulatoire. Avec cette voie, la dose est plus précise et plus facilement contrôlable. Mais, cette voie est réservée à l'urgence ou lorsque d'autres voies paraissent exclues.

Les médicaments administrés par voie orale, eux par exemple, subissent une perte avant d'arriver dans cette circulation générale. Ces pertes se constatent lors des mécanismes de passage des barrières physiologiques et du foie notamment. Leur biodisponibilité est donc inférieure à 100%.

La Biodisponibilité : un argument pour des économies

Une exception mérite d'être soulignée. Elle permet d'illustrer une autre application pratique de la notion de biodisponibilité en matière de soins.

Cette exception distingue un cas particulier. Il s'agit d'une classe de médicaments antibiotiques pour lesquels la biodisponibilité par voie orale est similaire à celle de la voie injectable.

Dans ce cas, et dans la mesure où le patient est capable d'avaler un comprimé ou une gélule, la voie orale devrait être privilégiée puisque la rapidité de l'effet est similaire à celle de la voie injectable. Car, le coût de la voie injectable est supérieur à celui de la voie orale.

Et surtout, la voie orale préserve le capital veineux du patient.

En somme, la qualité et la sécurité des soins sont obtenues avec un meilleur coût. C'est l'une des plus belles expressions de la notion d'efficience.

L'efficience ne consiste pas à priver tous les patients de la voie injectable. Le seul argument du prix ne peut prospérer. Il y a lieu de ne pas confondre le « mieux » disant avec le « moins » disant.

Le passage du médicament dans le sang : parfois non désiré

Certains maux se traitent par voie locale. Le passage du médicament dans le sang devient alors un effet indésirable.

Lorsqu'un médicament est appliqué sur la peau, et excepté le cas du patch, souvent seul un effet local est recherché. L'exemple type est l'application d'une pommade. Mais, le médicament peut se retrouver au niveau sanguin. Cela se produit en particulier lorsque la peau présente des lésions.

Le même constat est valable pour un collyre. Un médicament, à l'origine d'effets indésirables cardiaques, peut générer ce type d'effets alors qu'il n'est administré que sous forme de gouttes dans les yeux. Des yeux, le médicament passe dans le sang puis arrive au niveau du cœur.

De même, pour traiter certaines pathologies respiratoires, un médicament peut être inhalé et administré sous forme d'aérosol. Un passage dans le sang est parfois observé. La taille des particules d'un aérosol détermine le niveau de pénétration dans l'arbre respiratoire. Ces particules peuvent atteindre des zones plus ou moins profondes. Les plus petites particules arrivent jusqu'aux alvéoles pulmonaires. Les plus grosses, elles, restent localisées au niveau du nez. Les autres tailles ciblent la trachée et les bronches.

Un autre exemple permet d'illustrer l'affirmation selon laquelle la taille d'un médicament joue un rôle déterminant dans la traversée des membranes physiologiques. Administrée par voie orale, une molécule d'une taille importante reste localisée dans le tube digestif et ne passe pas dans le sang. Cette propriété est alors exploitée : cette molécule peut être utilisée pour traiter une infection digestive.

Après cette absorption, le médicament s'engage dans une deuxième phase.

Phase de distribution

L'arrivée du médicament dans les organes et tissus

Le médicament a atteint la circulation sanguine. Alors, il se répartit dans l'ensemble de l'organisme. Il atteint les organes et tissus. Selon ses caractéristiques physico-chimiques, le médicament peut prendre plusieurs directions.

Une première partie peut directement produire l'effet biologique : effet thérapeutique et/ou indésirable.

Une deuxième partie peut se fixer sur les récepteurs du médicament pour produire cet effet biologique.

Une troisième partie peut se lier avec des protéines tissulaires. C'est une forme de stockage du médicament dans l'organisme. Ce stockage peut expliquer pourquoi l'effet persiste alors que le patient ne prend plus le médicament. Cet effet rémanent peut durer un certain temps. Ce dernier est variable selon le médicament et l'état du patient.

Une quatrième partie peut être directement éliminée de l'organisme.

Une cinquième partie peut être transformée, dégradée, métabolisée. Parfois, le médicament pris n'est pas directement actif. Ce type de produit est appelé pro-médicament. Ce n'est qu'une fois transformé qu'il donne naissance à un produit dérivé actif. Et c'est ce dernier, c'est ce métabolite, qui produit alors l'effet biologique soit directement, soit après sa fixation sur son récepteur. Ce produit dérivé, qu'il soit actif ou non, est ensuite éliminé de l'organisme.

Cette phase de distribution est conditionnée par plusieurs facteurs.

Liaison du médicament aux protéines du plasma : la partie fixée, non active

Une fois dans le sang, le médicament ne reste pas entièrement libre. Une partie se lie avec des protéines du plasma. Parmi ces protéines figurent l'albumine, les lipoprotéines, les glycoprotéines et les gamma-globulines.

Cette partie du médicament liée aux protéines plasmatiques constitue une autre forme de stockage.

Généralement et de façon simplifiée, seule la partie restée libre demeure active au niveau pharmacologique. La partie liée aux protéines plasmatiques, elle, devient inactive. C'est donc la forme libre qui agit. C'est elle qui peut diffuser dans les tissus.

Une liaison aux protéines plasmatiques : objet d'une compétition entre les médicaments

Cette fixation aux protéines plasmatiques peut expliquer certaines interactions entre les médicaments.

L'albumine, par exemple, ne peut pas accueillir tous les médicaments administrés au patient. Elle possède un nombre de sites faible. Elle n'est pas équipée de beaucoup de sièges. Au bout d'un moment, les places disponibles sont saturées. Elle opère donc un choix entre les médicaments : elle va fixer le médicament avec lequel elle a le plus d'affinité.

Une liaison potentiellement dangereuse : variation possible de l'efficacité du médicament

Prenons un exemple de façon schématique.

Initialement, un patient ne prend qu'un seul médicament : le médicament A. La liaison de ce médicament à l'albumine est de l'ordre de 40%. Cela veut dire que la partie restante, de 60%, de ce médicament est libre et donc active.

Puis, ce patient ajoute un nouveau médicament : le médicament B. Ce dernier, s'il est pris seul, est fixé à 70% par l'albumine. Celle-ci a en plus une plus grande affinité pour ce médicament B.

Le résultat possible de cette association est que ces deux médicaments A et B deviennent des concurrents vis-à-vis du nombre de sièges que l'albumine leur offre.

Il va se produire le phénomène suivant : le médicament B va déplacer le médicament A. Il va l'éjecter dans une certaine proportion. Ce médicament éjecté ne sera plus fixé à 40% mais à 10% par exemple. Les 30% libérés vont rejoindre les 60% déjà libres. L'activité de ce médicament A va passer de 60% à 90%. Son efficacité augmente. Le traitement se trouve alors déséquilibré.

Par ailleurs, dans certains états pathologiques, la quantité d'albumine peut diminuer. Et par conséquent, la forme libre, active, du médicament augmente.

Les conséquences de ces interactions peuvent s'avérer cliniquement significative. Des effets indésirables graves peuvent apparaître notamment avec certains médicaments dits à marge thérapeutique étroite.

Le cas particulier des médicaments à marge thérapeutique étroite

Certains antiépileptiques, certains anticoagulants, sont des exemples actuels de médicaments à marge thérapeutique étroite.

La marge thérapeutique est la concentration du médicament dans le sang qui se situe entre la zone toxique et la zone inefficace. Cette marge thérapeutique correspond à la zone de concentration voulue pour une efficacité optimale : ni toxique, ni inefficace.

Il y a donc trois zones de concentrations sanguines : une zone toxique, une zone inefficace ; et entre ces deux zones, on trouve celle dite marge thérapeutique. Dans le sang, la concentration du médicament doit se situer dans cette marge thérapeutique.

Cette zone thérapeutique peut être plus ou moins étroite. Une zone large est plus sécurisante. À l'inverse, un médicament à marge thérapeutique étroite peut produire une toxicité ou devenir inefficace suite à une faible variation de la concentration dans le sang. Une petite augmentation de la concentration produit des effets toxiques. Une faible diminution de la concentration rend le médicament inefficace.

Autres facteurs

L'affinité du médicament pour un tissu donné reste exceptionnelle. Plus le médicament est soluble dans l'huile, plus il aura un tropisme, une attirance, pour les tissus graisseux.

L'irrigation par les vaisseaux sanguins du tissu considéré constitue également un facteur déterminant. Plus le débit sanguin est important, plus la quantité de médicament fixée par le tissu augmente.

Schématiquement, il est possible de distinguer quatre catégories de tissus par ordre décroissant de vascularisation.

En premier lieu : le cœur, les poumons, le foie, les reins, le cerveau ;

En deuxième lieu : la peau, les muscles ;

En troisième lieu : le tissu adipeux ;

En quatrième lieu : les os, les dents, les tendons, les phanères, etc.

Pour traiter une infection osseuse, par exemple, l'antibiotique doit être capable de pénétrer dans l'os sous peine d'inefficacité.

Une inflammation peut modifier les caractéristiques propres au tissu. La diffusion du médicament se trouve ainsi changée.

Passage dans le cerveau

Lorsque l'effet thérapeutique recherché nécessite un passage dans le cerveau, le médicament doit être capable de franchir une autre barrière physiologique, appelée barrière hématoencéphalique, pour pouvoir produire cet effet central.

Mais, lorsque l'effet recherché se situe au niveau périphérique, ce passage dans le cerveau devient gênant et indésirable.

Pour faire le choix entre deux médicaments, ce franchissement de la barrière hématoencéphalique devient parfois un critère discriminant. Le médicament qui ne passe pas dans le cerveau sera privilégié si un effet central n'est pas voulu par le prescripteur, si le seul effet périphérique suffit à traiter le patient.

Médicament et grossesse : la barrière placentaire

Un médicament peut passer à travers le placenta. Ce dernier est un autre exemple de barrière physiologique qui sépare l'enfant à naître de sa mère.

Certains médicaments peuvent alors être nocifs chez l'embryon et le fœtus. Certains de ces produits, dits tératogènes, provoquent des malformations chez l'enfant à naître.

Il est donc utile d'informer la femme en âge de procréer, ainsi que son conjoint. Ce dernier est également concerné. Car certains médicaments se retrouvent dans le sperme et peuvent exposer l'enfant à naître à des risques de malformations congénitales.

Une fois distribué, le médicament subit une transformation lors d'une troisième phase.

Phase du métabolisme

Les biotransformations du médicament

Cette troisième phase transforme le médicament administré pour permettre notamment son élimination de l'organisme. Elle cherche à rendre le médicament plus soluble dans l'eau.

Mais, comme évoqué précédemment, certains médicaments, dits pro-médicaments, sont au départ inactifs. Ils ont besoin de cette phase de métabolisme pour donner naissance à un ou plusieurs dérivés actifs : les métabolites.

Cette phase se déroule essentiellement au niveau du foie.

Le foie : principale usine de transformation du médicament

Le foie est le principal artisan de cette transformation. C'est l'usine métabolique de l'organisme. Elle est équipée de plusieurs enzymes qui permettent la dégradation du médicament. Le foie participe ainsi à la détoxification des substances chimiques.

Le médicament administré, dit la molécule mère, donne ainsi naissance à une ou plusieurs molécules filles. Celles-ci peuvent être actives ou inactives.

Naissance d'un produit dérivé : un métabolite

Un produit dérivé, un métabolite, peut être actif ou inactif. Il peut produire un effet ou non. Cet effet peut être recherché ou indésirable. Mais, excepté quelques cas, les métabolites deviennent inactifs à la fin de ce processus de métabolisation.

Un pro-médicament : inactif avant sa transformation

Comme déjà expliqué, certains médicaments administrés ne sont pas directement actifs. Ce type de médicament est appelé pro-médicament.

Un pro-médicament a besoin de cette transformation métabolique pour devenir actif.

Cette phase est exploitée par le fabricant.

Exploitation commerciale de la molécule mère et de ses métabolites actifs : parfois même un argument marketing visant à limiter la diffusion d'un médicament générique

Dans certaines classes de médicaments comme celle des benzodiazépines ou de certains antiallergiques, le fabricant commercialise non seulement la molécule mère mais également ses produits dérivés actifs.

La molécule mère finit par perdre la protection due au brevet. Elle tombe alors dans le domaine public. À partir de ce moment, elle peut être copiée et proposée sous forme de médicament générique. Mais, parfois, le fabricant anticipe cette perte de monopole. Il commercialise un produit dérivé actif issu de la transformation de la molécule mère. Il exploite le processus métabolique naturel de l'organisme. Le hiatus résiderait dans le fait que ce produit dérivé serait parfois présenté comme une innovation thérapeutique. Cette invention viendrait concurrencer la mise en place du générique de la molécule mère. Cette méthode tenterait de limiter la diffusion du générique.

D'autres exemples sont disponibles.

Certains produits peuvent modifier la vitesse de cette transformation.

Accélération de la transformation : baisse de l'activité du médicament

Prenons le cas général où le médicament n'est pas un pro-médicament. Il est directement actif. Et considérons qu'il donne naissance à des produits dérivés inactifs.

Dans certaines conditions, sa dégradation par le foie peut s'accélérer. Il se transforme plus rapidement en métabolites inactifs. Cette accélération entraîne une baisse de l'efficacité du médicament.

L'explication est la suivante : certains produits stimulent les enzymes du foie. L'activité de ces dernières s'accélère. Ces enzymes dégradent alors plus rapidement le médicament. Dans ce cas, l'efficacité du traitement baisse.

Ces produits à l'origine de cette stimulation enzymatique sont appelés inducteurs enzymatiques. Ils peuvent être de nature diverse : un médicament, une plante comme le millepertuis, le tabac, l'alcoolisme chronique, etc.

C'est ainsi que certaines pilules contraceptives peuvent perdre de leur efficacité si elles sont associées à un produit inducteur enzymatique. La jeune femme ne peut alors que constater sa grossesse inattendue.

Le phénomène inverse peut se produire.

Inhibition de la transformation : augmentation de l'activité du médicament

Cette fois, c'est le phénomène inverse qui se produit. Certains produits, dits inhibiteurs enzymatiques, inhibent l'activité des enzymes du foie. L'activité de ces enzymes diminue. L'usine métabolique de l'organisme est ralentie voire à l'arrêt. Le médicament est transformé de façon plus lente. Il conserve son efficacité pendant une période supérieure à la durée voulue. Cette efficacité, qui augmente, peut conduire au surdosage.

Là aussi, plusieurs produits sont identifiés comme des inhibiteurs enzymatiques : certains médicaments, le jus de pamplemousse, etc.

Conséquences de la variation de l'activité du foie : adaptation des doses du médicament

L'accélération ou l'inhibition de l'activité des enzymes du foie s'observe lors de l'association du médicament avec notamment ces produits inducteurs ou inhibiteurs enzymatiques.

Il est donc nécessaire d'adapter la dose du médicament dans deux situations : lors de l'introduction d'un produit inducteur ou inhibiteur enzymatique ; et suite à l'arrêt de ces produits.

L'introduction d'un produit inducteur enzymatique entraîne une diminution de l'activité du médicament. Dans ce cas, il convient d'augmenter la dose du médicament. Mais, à l'arrêt de l'inducteur, cette dose est réduite.

L'effet inverse s'opère avec l'association d'un médicament avec un inhibiteur enzymatique.

Des variations métaboliques entre les individus

Certains individus auraient un métabolisme ralenti. Leur système enzymatique serait un peu différent. Leur usine de dégradation des médicaments fonctionne lentement. Cette variation serait due à des considérations d'ordre génétique et ethnique. Par conséquent, la posologie du médicament devrait être adaptée chez cette population : la dose est réduite et/ou l'intervalle entre les prises est davantage espacé.

Un phénomène éventuellement exploitable dès la fabrication du médicament

Certains médicaments associent notamment deux principes actifs. Imaginons que l'un de ses principes actifs est un inhibiteur enzymatique. Cette propriété pourrait permettre la diminution de la dose du second principe actif.

Il s'agit d'une autre façon de générer des économies.

Le rôle du foie est donc incontestable.

Un foie fatigué ou malade : une dose de médicament à adapter ou une contre-indication

Un dysfonctionnement du foie peut donc perturber le sort du médicament dans l'organisme humain. Les causes de ce dysfonctionnement sont diverses. Il est donc important de surveiller le fonctionnement hépatique chez le patient.

Un sujet âgé est classiquement considéré, *a priori*, comme étant physiologiquement insuffisant hépatique.

Chez un patient dont le foie ne fonctionne pas correctement, la dose du médicament est adaptée : en général, la dose est réduite et/ou les prises sont davantage espacées. Le médicament est même parfois contre-indiqué.

Par ailleurs, certains individus présentent des déficits enzymatiques. Ils ne sont pas équipés de certains types d'enzymes. Ces déficits expliquent la survenue de certains effets indésirables sérieux ou la prolongation de certains effets. Ces déficits peuvent conduire à la contre-indication du médicament.

A cette phase de biotransformations succède une quatrième et dernière phase.

Phase d'élimination

Excrétion du médicament hors du corps humain

Faisant suite à toutes les biotransformations que l'organisme vient d'infliger au médicament, ce dernier se dirige vers la sortie pour être excrété hors du corps humain. Cette phase d'élimination commence donc dès l'étape précédente du métabolisme.

Le rein est le principal organe d'élimination du médicament. Ce dernier est excrété par voie urinaire le plus souvent.

Elimination rénale du médicament

Cette élimination s'opère en suivant au moins trois mécanismes complexes. Elle vise le médicament ou ses métabolites.

Comme pendant les passages des membranes physiologiques lors de la première phase d'absorption, la phase d'expulsion de ces produits suit également certaines lois physiologiques. Ces règles dépendent notamment de la taille de la molécule, de la solubilité du produit dans l'eau (hydrophilie) ou dans l'huile (lipophilie), de certains transporteurs, de l'acidité du milieu urinaire, etc.

D'ailleurs, l'acidité de l'urine est parfois exploitée pour régler la vitesse d'élimination de certains médicaments. Dans certaines intoxications médicamenteuses, la baisse de cette acidité est recherchée. En effet, l'alcalinisation de l'urine favorise l'élimination de ces produits.

Elimination dans le lait maternel : prudence chez le bébé

Certains médicaments peuvent s'éliminer via le lait maternel. Ce qui explique pourquoi ces produits sont déconseillés ou contre-indiqués chez la femme allaitante. Cela peut expliquer aussi pourquoi l'allaitement peut être déconseillé ou contre-indiqué si le médicament est jugé nécessaire pour la mère.

Autres voies d'élimination

Un médicament peut s'éliminer par d'autres chemins tels que la voie biliaire, la voie fécale, la salive, les larmes, les sécrétions bronchiques, l'air expiré.

L'épuration de l'organisme : une fonction mesurable

Le volume, virtuel, de sang totalement épuré du médicament par unité de temps est appelé clairance totale. Elle se mesure en millilitre par minute. Cette clairance totale est la somme des clairances de chaque organe. Elle reflète la capacité de l'organisme à éliminer le médicament.

En pratique, l'intérêt est porté vers la clairance rénale. Ce paramètre fait partie du bilan biologique que le patient est amené à réaliser.

Mesure de la clairance rénale : choix de la méthode

La clairance rénale permet de suivre le fonctionnement des reins. C'est notamment ce paramètre qui permet de classer une insuffisance rénale en trois catégories : insuffisance rénale légère, modérée ou sévère.

Au moins deux méthodes de calcul de cette clairance rénale semblent exister. L'une comme l'autre ne seraient pas à l'abri de certaines critiques. Mais, des résultats obtenus par des méthodes différentes sont difficilement comparables.

Par conséquent, pour un médicament donné, il est important de choisir la méthode qui a été utilisée lors de la constitution du dossier de ce médicament : le dossier ayant permis l'obtention de l'autorisation de mise sur le marché (AMM). Cette méthode de référence a livré des données qui ont contribué à la connaissance du médicament en question.

La demi-vie d'élimination d'un médicament : un indicateur précieux

La demi-vie d'élimination est le temps nécessaire pour que la concentration plasmatique, dans le sang, du médicament diminue de moitié. Elle se mesure en heures, minutes, secondes ou en jours.

En une demi-vie, 50% du médicament sont éliminés.

En deux demi-vies, 50% de ce qui reste sont éliminés, c'est-à-dire 50% de 50% soit 25%. Au total, au bout de ces deux demi-vies, 75% du médicament sont éliminés.

Classiquement, de façon générale, on considère que la quasi-totalité du médicament est éliminée au bout de cinq demi-vies.

Ce paramètre de la demi-vie contribue à la détermination de la posologie d'un médicament : la dose, l'intervalle entre les prises, la durée du traitement. Un temps de demi-vie élevé permet de réduire le nombre de prises, ou d'injections, par jour.

Un temps de demi-vie élevé explique aussi l'effet rémanent du médicament. L'effet continue alors que le médicament est arrêté. Pour certains médicaments, l'effet peut durer jusqu'à plusieurs mois après l'arrêt du traitement.

Par ailleurs, plus cette demi-vie est élevée, plus il faut du temps pour obtenir un équilibre du traitement.

La demi-vie : le cas d'un médicament composé de deux ou plusieurs principes actifs

Certains médicaments sont composés de deux ou plusieurs principes actifs. Prenons l'exemple d'un comprimé simple composé du principe actif A et du principe actif B.

La demi-vie du principe actif A est de 4 heures, celle du principe actif B est de 25 heures.

Ces deux principes actifs associés sont administrés, via ce seul comprimé, à heures fixes. Il est facile de comprendre que celui ayant la demi-vie la plus élevée va davantage s'accumuler dans l'organisme car il sera moins rapidement éliminé : le principe actif B. Ce dernier peut provoquer un surdosage si le rythme d'administration est calculé en se basant sur la demi-vie du principe actif A.

À l'inverse, si l'intervalle entre les prises est calculé à partir de la demi-vie du principe actif B, ce rythme d'administration peut être insuffisant pour maintenir une efficacité du principe actif A.

D'où l'importance d'associer des principes actifs n'ayant pas des demi-vies éloignées l'une de l'autre.

Que signifie « par jour » dans une prescription de médicament ?

Un jour est composé de vingt-quatre heures. Donc une prescription indiquant « prendre le médicament trois fois par jour » serait imprécise. Elle devrait signifier « prendre le médicament toutes les huit heures » et non pas « matin, midi et soir ».

Il faudrait alors se lever durant la nuit. Or, comment se prend le médicament en pratique, y compris dans les établissements de santé ? Pour son confort, l'Homme n'hésite pas à dénaturer le sens d'une fréquence d'administration du médicament. Il perturbe ainsi la trajectoire du produit dans son propre corps.

Un fonctionnement rénal sous surveillance : une posologie à adapter ou une contre-indication

Comme pour le foie, un dysfonctionnement rénal perturbe l'élimination du médicament. Une surveillance s'impose.

Un sujet âgé est classiquement considéré, *a priori*, comme étant physiologiquement insuffisant rénal.

Chez un patient dont les reins ne fonctionnent pas correctement, le médicament peut s'accumuler dans l'organisme. La dose du médicament doit être adaptée. En général, pour éviter un surdosage chez le patient insuffisant rénal, la dose est réduite et/ou les prises sont davantage espacées. Le médicament est même parfois contre-indiqué.

Le médicament dans les urines, les selles, etc. : une gestion des déchets à maîtriser

La gestion des déchets concernent également la gestion des urines, des selles, etc. des patients traités.

Ces urines, selles, etc. peuvent contenir le médicament éliminé par le corps humain.

Si ce médicament est agressif, alors ces urines, selles et etc. peuvent le devenir aussi.

L'exemple est celui des médicaments indiqués dans le traitement des cancers. La gestion notamment des urines et des selles des patients traités appelle des précautions particulières. Celles-ci visent à protéger notamment l'entourage, du patient traité, qui aide à la gestion de ces urines et selles : la famille, le personnel soignant, etc.

En général, la gestion de ces déchets devrait concerner tout médicament. Cela relève de la protection de l'environnement.

Des facteurs modifiant le parcours du médicament dans l'organisme humain

Plusieurs facteurs peuvent perturber le devenir du médicament dans le corps humain. Des exemples sont donnés dans les pages précédentes.

De façon générale, les principaux facteurs sont : l'association à d'autres produits (médicaments, plantes, aliments, etc.), l'âge, des facteurs génétiques, le sexe, la grossesse, l'état nutritionnel, les pathologies, l'environnement, etc.

Le cas de la personne âgée a déjà été évoqué. Mais, des variations sont aussi notées chez le nourrisson ou le prématuré.

Les Hommes ne sont pas égaux face au médicament. L'accès de chacun à une information adaptée contribue au rétablissement d'un équilibre acceptable.

Les parfums d'une discipline

La pharmacocinétique

Avec une certaine hauteur, cet écrit permet d'approcher les différents labyrinthes du parcours que le médicament emprunte au sein du corps humain.

Il a été démontré que ce chemin a des conséquences pratiques en matière de soins.

Comprendre ce sujet permet d'appréhender plus facilement certains aspects du traitement médicamenteux.

Le thème relève d'une discipline complexe : la pharmacocinétique. Alors, pour que chacun puisse comprendre, c'est une vision globale, simplifiée et non exhaustive qui est proposée.

La connaissance d'un médicament requiert la maîtrise des différents paramètres pharmacocinétiques, notamment. Ces derniers sont recherchés d'abord lors des essais menés chez l'animal. Leur connaissance est ensuite améliorée lors des essais cliniques effectués chez l'Homme. Cette connaissance se poursuit et se perfectionne durant la vraie vie du médicament : lorsque ce dernier est mis sur le marché et se trouve confronté à une large population avec toute sa diversité.

Les principes de cette science sont exploités dans de nombreux domaines tels que la toxicologie, le marketing, le dopage, la criminologie et les infractions au code la route.

Une même dose de médicament pour tous ?

Ou chacun sa dose ?

Souvent, chez l'adulte par exemple, un médicament est proposé à la même dose chez plusieurs patients.

Pourtant, des variabilités entre ces individus peuvent exister. La standardisation d'une dose peut générer le fait suivant : certains patients seraient sous-dosés ; d'autres se trouveraient en situation de surdosage.

Depuis quelques années, une nouvelle discipline fait son apparition : la pharmacocinétique de population. Cette spécialité pointue cherche à adapter la dose du médicament à chaque individu. Elle tente de prendre en compte certaines spécificités propres à chaque personne. Elle développe des modèles cinétiques censés permettre cette adaptation posologique plus fine.

Mais actuellement, quelle place serait accordée à cette méthode en pratique courante ?

Par ailleurs, une autre discipline semble s'intéresser à l'étude de la variabilité interindividuelle de la séquence de l'ADN (acide désoxyribonucléique) génomique : la pharmacogénétique. Cette variabilité entre les individus est responsable d'une différence de sensibilité à certains médicaments.

La pharmacogénétique vise à identifier les sujets chez qui un médicament serait inefficace et ceux qui seraient susceptibles de présenter un risque de survenue d'un effet indésirable. Elle essaie de prévoir la dose la mieux adaptée à chaque personne. Ce génotypage des patients, avant la mise en route du traitement, mériterait d'être exploré et évalué parce qu'il pourrait participer à l'optimisation thérapeutique.

Globalement, c'est ainsi que le médicament se promène à l'intérieur du corps humain. Le trajet de cette aventure intérieure se dessine en fonction de la structure chimique du médicament, de son habillage pharmaceutique et de la porte d'entrée qui lui permet de pénétrer dans l'organisme humain.

Le parcours est parsemé d'obstacles. Une fois au contact du corps humain, le médicament s'échappe de sa robe et se livre aux éléments intérieurs de son hôte. Ce dernier l'absorbe, le diffuse, le transforme avant de l'éliminer.

Le médicament s'engouffre dans les différents labyrinthes et communique avec diverses entités.

L'Homme tente de maîtriser ce processus. Il souhaite suivre ce corps étranger tout le long de son cheminement afin de parfaire la connaissance du rapport entre le bénéfice et le risque de ce produit.

© 2016, Amine UMLIL
Éditeur :
BoD – Books on Demand,
12/14 rond-point des Champs Élysées
75008 Paris, France
Impression :
BoD – Books on Demand, Norderstedt, Allemagne

ISBN : 9782322094585
Dépôt légal : juin 2016